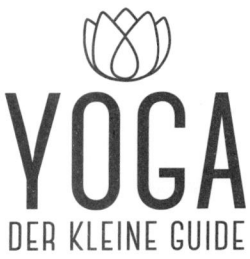

YOGA

DER KLEINE GUIDE

Die Originalausgabe erschien 2020 in Großbritannien bei
OH!, 20 Mortimer Street , London W1T 3JW, www.welbeckpublishing.com

Copyright © 2020 OH!
Titel der Originalausgabe: The Little Book of Yoga
Alle Rechte vorbehalten.

Redaktionelle Beratung: Sasha Fenton
Redaktion: Fiona Channon, Victoria Godden
Projektmanagement: Russell Porter
Design: Ben Ruocco
Herstellung: Rachel Burgess

moses. Verlag GmbH, Arnoldstraße 13d, 47906 Kempen
Fon 02152-209850, Fax 02152-209860
Mail info@moses-verlag.de, www.moses-verlag.de

ISBN 978-3-96455-170-2

Übersetzung aus dem Englischen: Stephanie Kuballa-Cottone
Layout, Typographie, Satz, Lektorat, Redaktion: Weiß-Freiburg – Grafik und Buchgestaltung
Coverdesign: Sandra Kretzmann
Produktmanagement: Tanja Mues

Bildnachweise:
© Innenillustrationen bei Creative Market: Seamless Patterns & Mandalas, Seiten 9, 23, 25, 36,
41–42, 55, 59, 85, 95–96, 102, 107–108, 111–112, 117, 123, 131, 135, 139, 149–150, 160, 163, 177
© Coverillustrationen bei Creative Market (Born in Epic, Celeste Magic Kit)

Printed in China

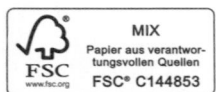

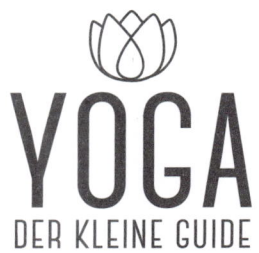

YOGA

DER KLEINE GUIDE

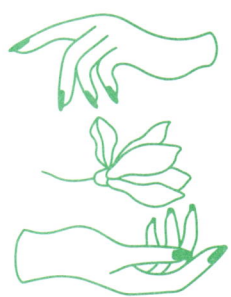

Fiona Channon

moses.

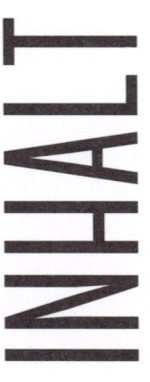

INHALT

EINLEITUNG

Das Wort *Yoga* kommt aus dem Sanskrit und kann mit „Vereinigung" übersetzt werden. Es bezieht sich auf die Einheit von Körper und Geist, die durch eine Reihe von Stellungen, sogenannten *Asanas*, erreicht wird. Diese dehnen, kräftigen und stabilisieren den Körper. Die meisten Stellungen enden auf -*asana*, zum Beispiel Gomukhasana, das „Kuhgesicht". Keine Sorge: Niemand erwartet von Ihnen, dass Sie sich die Sanskrit-Namen merken, lassen Sie sich davon nicht abschrecken. Eine Person, die Yoga praktiziert, wird übrigens als Yogi bezeichnet.

Ursprünglich wurde Yoga enwickelt, um Geist, Körper und Gefühlswelt miteinander in Einklang zu bringen, und diente als Vorbereitung zum Meditieren. Viele Menschen haben eine falsche Vorstellung von Meditation und fühlen sich davon nicht angesprochen, was unter Umständen dazu führt, dass sie Yoga gar nicht erst ausprobieren.

Doch glücklicherweise sind die positiven Effekte der Stellungen so zahlreich, dass viele

Sportaffine Yoga in ihr Fitness-Programm integriert haben. Und immer mehr Menschen entdecken, dass Yoga einfach hilft, sich wohlzufühlen. Nach einer gewissen Zeit der Yogapraxis werden Sie feststellen, dass Ihre Körperhaltung und Lebenseinstellung sich auf ganz natürliche Weise zum Positiven gewandelt haben.

Yoga hat zwei Seiten: eine physische und eine spirituelle, feinstoffliche. Das Tolle ist: Selbst wenn Sie sich für die spirituellen Aspekte (noch) nicht interessieren, können Sie dennoch Yoga betreiben und von den positiven Auswirkungen auf Ihre Physis profitieren.

Wenn Sie körperlich nicht rundum fit sind, empfehlen wir, mit professionellen Yogalehrenden zu starten, damit Sie nicht versehentlich Ihre körperlichen Grenzen überschreiten. Sobald Sie Ihren Körper und seine Belastungsgrenzen gut genug kennen, können Sie eigenständig zu Hause weiterüben.

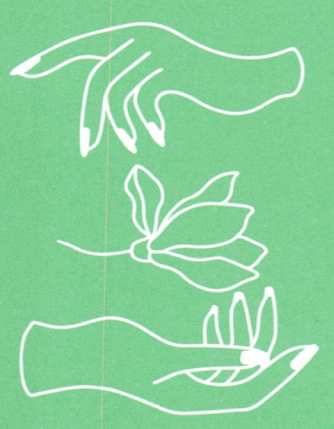

KAPITEL

1

YOGA-
MYTHEN
ENTZAUBERT

ICH BIN NICHT BEWEGLICH GENUG FÜR YOGA

Genau darum geht es ja! Wenn Sie nicht gelenkig sind, brauchen Sie Yoga, um den Körper zu mobilisieren und zu dehnen, damit Sie flexibler werden.

DAS IST DOCH EINE SEKTE

Leider haftet Yoga aus früheren Zeiten noch ein Stigma an. Damals umgab Yoga eine mystische, fast religiöse Aura – aber so ist Yoga nicht!

Betrachten Sie es einfach als Teil Ihres Trainingsprogramms – ganz ohne einschüchternde Mystik.

ICH BIN ZU UNFIT

Sie können nur mit dem beginnen, was Sie haben. Es ist nicht wichtig, wie fit Sie sind. Sie müssen einfach nur anfangen. Geben Sie sich einen Ruck!

ICH BIN ZU ALT

Tao Porchon-Lynch, laut Guinness-Buch die älteste zertifizierte Yogalehrerin der Welt, starb im Alter von 101 Jahren! Sie hatte eine bewundernswerte Lebensphilosophie, praktizierte ihr ganzes Leben lang Yoga und hat bewiesen, dass Alter nur eine Frage der Einstellung ist.

ICH BIN
ZU DICK

Es ist nicht wichtig, welche Kleidergröße Sie tragen, denn irgendetwas können Sie auf jeden Fall
machen. Außerdem kann Yoga, sofern gewünscht,
ganz nebenbei beim Abnehmen helfen.

DAS IST NUR WAS FÜR HIPPIES

Die meisten Menschen, die zu mir in den Unterricht kommen, sind ganz normale Leute, alle Altersklassen und Körperformen sind vertreten. Ich gebe zu, dass auch einige Hippies sich von Yoga angezogen fühlen, aber davon sollten Sie sich nicht abschrecken lassen. Außerdem sind Hippies eigentlich ganz nett.

Alle anderen
WISSEN, WAS
sie da tun, nur
ICH NICHT

Vielleicht kommt es Ihnen so vor, aber ich kann Sie beruhigen: So ist es nicht. Es kann sein, dass ein paar Leute in Ihrem Kurs mehr Erfahrung haben, aber diese Yogis verfolgen nicht das Ziel, Ihnen ein schlechtes Gefühl zu geben, sondern wollen sich selbst etwas Gutes tun. Die Fortgeschrittenen wissen, dass auch Sie dorthin kommen werden, sobald Sie bereit dafür sind.

ICH BIN ZU GEHEMMT und GENIERE MICH

Einen neuen Kurs zu besuchen und etwas auszuprobieren, von dem man keine Ahnung hat, kann ziemlich nervös machen. Doch wenn Sie ganz offen an die Sache herangehen und sich nicht darum scheren, wie Sie aussehen, werden Sie mehr davon profitieren, als Sie sich vorstellen können. Jeder befindet sich auf seiner eigenen Reise.

ICH HAB'S IM KNIE

Natürlich sollten Sie immer ärztlichen Rat einholen, wenn bei Ihnen ein medizinisches Problem vorliegt, aber auch mit Verletzungen kann man Yoga praktizieren. Wenn Sie ein Knie schonen müssen, können Sie mit dem anderen arbeiten. Manche Stellungen können entsprechend Ihrer Einschränkungen angepasst oder abgeändert werden. Informieren Sie auf jeden Fall die Lehrperson darüber, sodass Ihnen eine passende Abwandlung gezeigt werden kann.

Das ist nur was für

FITTE LEUTE

mit Tattoos und

HIPSTER-DUTT

Ich gebe zu, dass von denen ein paar dabei sind, aber in letzter Zeit gehen auch viele ältere Leute zum Yoga. In meinen Kursen unterrichte ich Menschen von 17 bis 77 Jahren – eine gute Gelegenheit, Vorurteile abzubauen! Wir alle haben noch etwas zu lernen.

SPIRITUALITÄT INTERESSIERT MICH NICHT

Sie müssen kein spiritueller Mensch sein, um Freude an Yoga zu haben. Sie hören vielleicht das ein oder andere Wort auf Sanskrit, aber Sie müssen sich nicht mit der esoterischen Seite des Yoga beschäftigen, wenn Sie nicht wollen. Sie können es einfach als sportliches Training betrachten, wenn Ihnen das lieber ist.

ES IST GEGEN MEINE RELIGION

Yoga ist eine Philosophie in Verbindung mit Körperübungen. Die Yogaphilosophie entstammt einer Lehre, die älter ist als der Hinduismus, aber von ihm beeinflusst wurde, daher die Ähnlichkeiten. Im Gegensatz zum Hinduismus ist Yoga jedoch keine Religion, sondern wird von verschiedensten religiösen und nicht-religiösen Menschen praktiziert.

FAZIT

Wir hoffen, dieses erste Kapitel konnte Ihre
Abwehrhaltung gegenüber einer Yogaprobestunde
ein wenig schwächen. Vergessen Sie nicht: Alles
kann, nichts muss.

*„Wenn dir
dein Atem gehört,
kann niemand deinen
Frieden stehlen."*

UNBEKANNT

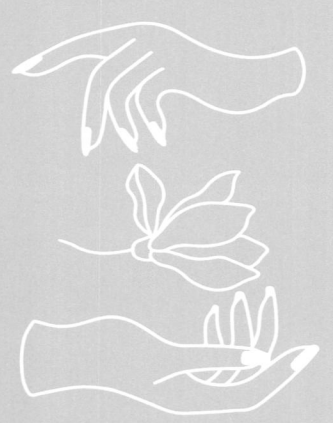

KAPITEL

2

ALLES
auf
ANFANG

WAS GESCHIEHT in einer YOGA-STUNDE?

Der Yogalehrer oder die Yogalehrerin be-
grüßt Sie und heißt Sie willkommen.

Sie ziehen Schuhe und Strümpfe aus
(Yoga wird barfuß praktiziert) und suchen
sich eine Stelle, wo Sie Ihre Matte ausrol-
len können. Wenn Sie keine eigene Matte
dabeihaben, fragen Sie bei der Kursleitung
nach, ob Sie sich eine leihen können.

Lassen Sie genügend Platz zwischen sich und
der Person neben Ihnen, damit Sie, wenn
Sie gleich Ihre Arme und Beine ausstrecken,
einander nicht ins Gehege kommen.

Die Lehrperson spricht ein paar einleitende Worte und erklärt, womit Sie anfangen.

Üblicherweise beginnen Sie damit, sich zu sammeln, indem Sie Ihre Aufmerksamkeit auf die Atmung richten. Sie atmen (im Liegen oder Sitzen) einige Male tief ein und aus, um den Körper mit Energie zu füllen und zur Ruhe zu kommen.

Die Lehrkraft führt Sie dann durch eine Reihe von Stellungen. In den Pausen zwischen den Asanas können Sie nachspüren, was Sie gerade gemacht haben.

Sie üben, im Einklang mit den Asanas zu atmen, und widmen jedem Teil Ihres Körpers Zeit und Aufmerksamkeit.

Denken Sie daran, auf Ihren Körper zu hören, und aus einer Stellung herauszugehen, wenn diese zu schwierig ist.

Kurz bevor die Stunde zu Ende geht, werden in der Regel einige Atemübungen gemacht. Sie helfen, den Geist noch tiefer zu entspannen, gerade auch in Vorbereitung auf den letzten Teil der Stunde.

Für viele ist das der schönste Teil, weil hier die Entspannung im Vordergrund steht.

Nach den letzten Atemübungen sind Sie bereit für die Endentspannung. Nach dem Üben der Asanas fühlt sich das wunderbar an, und die Lehrperson führt Sie durch den Entspannungsprozess.

Die letzte Stellung heißt Shavasana, das bedeutet „Leichenstellung": Sie liegen auf dem Rücken, Arme und Beine ausgestreckt, die Füße fallen locker nach außen, die Handflächen, etwa in Hüfthöhe, zeigen nach oben.

HILFSMITTEL
und ZUBEHÖR

Manche Sportarten kosten ein kleines Vermögen, aber Yoga zählt glücklicherweise nicht dazu. Im Yoga geht es ebenso sehr um den Geist wie um den Körper, lassen Sie sich also nicht verleiten, teures Zubehör zu kaufen, das Sie nicht brauchen. Und wenn Sie später bestimmte Hilfsmittel anschaffen möchten, finden Sie vieles gebraucht. Um mit Yoga anzufangen, brauchen Sie kein kostspieliges Equipment! Was ich hier aufliste, ist lediglich optional.

YOGAMATTE

Eigentlich brauchen Sie nur eine rutschfeste Fitnessmatte. Sie bietet Händen und Füßen genügend Halt, sodass Sie nicht wegrutschen, wenn Sie anfangen zu schwitzen. Außerdem dient die Matte als weiche Unterlage auf hartem Untergrund. In den meisten Yogastudios kann man sich eine Matte leihen, aber langfristig ist es gut, eine eigene Matte zu haben.

Wenn Sie sich noch nicht sicher sind, ob Yoga etwas für Sie ist, nutzen Sie die ersten Wochen eine geliehene Matte.

Es gilt übrigens als unhöflich, auf die Matte einer anderen Person zu treten (es sei denn, Sie werden dazu aufgefordert) – ist ja auch eine Sache der Hygiene, wenn man barfuß ist!

DECKE

Im letzten Teil der Yogastunde legen Sie sich auf die Matte, um den Körper zu entspannen. Diese Stellung heißt Shavasana. Für manche ist das der beste Teil der Stunde, hin und wieder schnarcht auch jemand. Die Körpertemperatur sinkt, wenn wir uns nicht mehr bewegen, daher ist es ratsam, sich zuzudecken. So bleiben Sie während der Endentspannung warm.

BLÖCKE

Ein Yogablock kann Übungen vereinfachen
und die körperliche Ausrichtung in den Asanas
verbessern. Vor allem bei Standhaltungen, bei
denen die Hände den Boden berühren sollen,
können Yogablöcke sehr nützlich sein. Indem Sie
einen Block unter die Hand stellen, heben Sie den
Boden sozusagen an. Die Hand kann sich auf den
Block stützen und muss nicht versuchen, zum Boden zu kommen, was bei fehlender Beweglichkeit
zu Verletzungen führen oder die positive Wirkung
der Haltung schmälern kann.

„Es gibt keinen Weg
zum Glücklichsein.
Glücklichsein ist der Weg."

BUDDHA

KLEIDUNG

Auch wenn es ein riesiges Angebot an modischer und teurer Yogakleidung gibt – alles was Sie brauchen, ist etwas Bequemes, das nicht einschneidet und Ihnen genügend Bewegungsfreiheit lässt.

Abgesehen davon ist es völlig egal, was Sie anhaben. Alles ist möglich.

YOGA-
SOCKEN

Gleich vorweg: Eigentlich brauchen Sie keine
Socken, Yoga macht man am besten barfuß.
Sollten Sie sich jedoch mit nackten Füßen derart
unwohl fühlen, dass dies Ihre Yogapraxis be-
einträchtigen würde, greifen Sie zu Socken mit
rutschfester Unterseite, damit Ihre Füße auf
der Matte genügend Halt finden. Von normalen
Strümpfen ist entschieden abzuraten, denn die
Gefahr, dass Sie mitten in den Asanas wegrutschen, ist groß!

YOGAGURT

Ein Yogagurt ist vor allem bei den Haltungen nützlich, in denen man eigentlich mit den Händen die Füße greifen oder umfassen sollte, dafür aber nicht beweglich genug ist. Der Gurt dient gewissermaßen als Verlängerung der Arme.

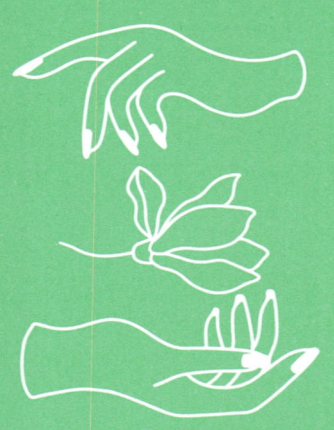

KAPITEL

3

VERSCHIE-
DENE
YOGA-
STILE

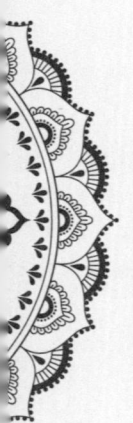

Von der großen Zahl
an verschiedenen Yogastilen
kann man sich leicht überfordert fühlen – was passt am
besten zu mir und erfüllt meine Bedürfnisse? Um das he-
rauszufinden, ist Hatha-Yoga
ein guter Anfang.

HATHA-YOGA

Wenn Sie noch nie Yoga gemacht haben, bietet sich Hatha-Yoga als Einstieg an. Hatha-Yoga-Kurse sind ideal für Anfänger*innen, da hier das Tempo für gewöhnlich langsamer ist als bei anderen Yogastilen. Diese klassische Yogaform beinhaltet Asanas (Haltungen), Pranayama (Atemkontrolle), Mudras (Gesten) und Bandhas (mehr dazu in den folgenden Kapiteln).

IYENGAR-YOGA

Der von B. K. S. Iyengar entwickelte Yogastil stellt die korrekte Ausrichtung in den Vordergrund und arbeitet mit präzise ausgeführten, kleinen Bewegungen. In einer Iyengar-Stunde werden verschiedene Haltungen praktiziert, während man bewusst atmet. Diese werden in der Regel lange gehalten und im Detail immer wieder nachjustiert. Es kommen viele Hilfsmittel zum Einsatz, damit die Übung möglichst perfekt und sicher umgesetzt werden kann. Wer z. B. aufgrund von Verletzungen langsam und methodisch vorgehen möchte, ist hier richtig.

44

KUNDALINI-
YOGA

Dieser Yogastil ist ebenso spirituell wie körperlich ausgerichtet. Das Ziel ist die Freisetzung des
Kundalini, d. h. der spirituellen Energie in unserem
Körper, die man sich symbolisch als zusammen-
gerollte Schlange am unteren Ende der Wirbelsäule vorstellt. Kundalini-Yoga fördert eine starke
Körpermitte durch dynamische Bewegungsabläufe,
kräftigende Haltungen und Atemübungen. Die
intensiven Unterrichtseinheiten umfassen oft auch
Mantras und Meditation.

ASHTANGA-
YOGA

Die für diesen Yogastil typische, körperlich sehr for-
dernde Abfolge von Yogastellungen ist für Einstei-
ger*innen nicht geeignet. Man muss schon einiges
an Yogaerfahrung mitbringen, um daran Freude zu
haben. Ashtanga beginnt mit zehn Sonnengrüßen
(diese Bewegungsabfolge finden Sie auf S. 64–65),
an die sich eine Reihe von Haltungen im Stehen
und Liegen anschließen.

Im Vinyasa-Yoga wird die Bewegung mit der Atmung synchronisiert. Das Ziel ist ein fließender und nahtloser Übergang von einer Haltung zur nächsten, weshalb auch der Name Flow-Yoga gebräuchlich ist (nicht zu verwechseln mit Power-Yoga!). In jeder Stunde werden andere Stellungen geübt, keine Stunde ist wie die andere.

BIKRAM-YOGA

Dieser Stil wird auch Hot Yoga genannt. In einem saunaähnlichen Raum werden bei knapp 40° C und 40 % Luftfeuchtigkeit verschiedene Stellungen nacheinander ausgeführt. Die Sequenz beinhaltet 26 Grundhaltungen, die jeweils zweimal ausgeführt werden. Bei vielen dieser Stellungen geht es um die richtige Ausrichtung. Das Yoga an sich ist nicht so schwer, aber die Hitze ist für viele eine Herausforderung. Die Wärme soll sich positiv auf die Muskulatur auswirken und so das Verletzungsrisiko senken.

YIN-
YOGA

Yin-Yoga konzentriert sich auf das tiefliegende Bindegewebe. Bei diesem ruhigen, langsamen Yogastil werden die meist im Sitzen und Liegen ausgeführten Stellungen besonders lange gehalten. Dabei spürt man, wo im Körper sich Widerstände befinden. Für Anfänger ist Yin-Yoga gut geeignet, da es entspannt zugeht und die Schwerkraft einen Teil der Arbeit übernimmt – danach fühlt man sich einfach wunderbar!

NAAD-
YOGA

Das „Yoga des Klangs" erforscht, wie akustische
Schwingungen sich durch die Bewegung von
Zunge und Mund auf Körper, Geist und Seele
auswirken und welche chemischen Veränderungen sie im Gehirn hervorrufen. Zwar gibt es auch
hier Körperübungen, aber Naad-Yoga konzentriert
sich in erster Linie darauf, durch hingebungsvolles
Singen („Chanten") und Musizieren zu erfüllen-
der Ganzheit zu finden.

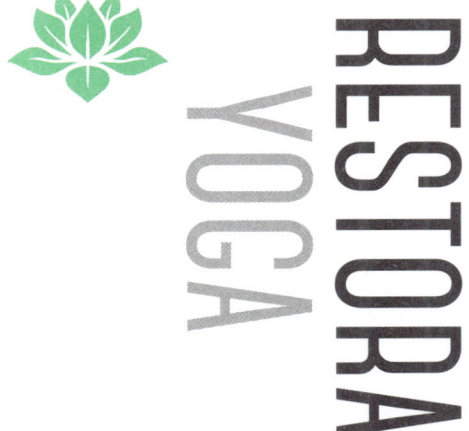

RESTORATIVE YOGA

Dieser regenerierende Yogastil ist wunderbar entspannend, befreit und reinigt den Geist und hilft bei Burnout. Zahlreiche Hilfsmittel kommen zum Einsatz, um den Körper zu stützen, sodass Sie noch tiefer entspannen können. Decken, Polster und Augenkissen dürfen beim Restorative Yoga nicht fehlen. Da man in jeder Position lange verharrt, werden pro Unterrichtsstunde vergleichsweise wenige Stellungen geübt.

ZIEGEN-, BIER-
oder ALPAKA-
YOGA

All diese Modeerscheinungen sind zwar witzig, haben aber in der Regel wenig mit richtigem Yoga zu tun. Wenn Sie jedoch etwas Aufheiterung gebrauchen können oder einfach mal etwas Neues ausprobieren möchten – nur zu!

Wussten Sie, dass es für Menschen mit Beeinträchtigungen Yoga im Sitzen gibt? Stuhl-Yoga ist ideal für Menschen, die aufgrund von körperlichen Einschränkungen – ob aus Altersgründen oder aufgrund medizinischer Beschwerden – viele der klassischen Hatha-Yoga-Stellungen nicht ausführen können. Wenn das auf Sie zutrifft, ist diese Yogaform das Richtige für Sie! Nach einiger Zeit werden Sie deutliche Verbesserungen spüren und vielleicht schon einige Haltungen im Stehen probieren können. Den Körper zu bewegen ist immer wichtig, ganz egal, wo es zwickt und hakt.

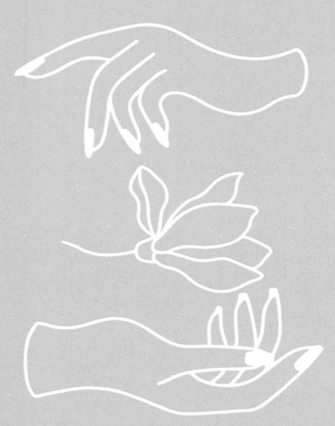

KAPITEL

4

ASANAS, MUDRAS und BANDHAS

ASANAS: HALTUNGEN

Indem Sie verschiedene Körperstellungen oder
Asanas ausführen und halten, sensibilisieren Sie
Ihr Bewusstsein für Ihren Körper und erlangen ein
tieferes Verständnis Ihrer selbst und der feinstofflichen Ebenen des Lebens, wie z. B. der Energie
und der Stille.

Es gibt Gruppen von Asanas, die auf einen bestimmten Teil des Körpers ausgerichtet sind und sich sehr positiv auswirken. Sie stärken, stabilisieren und mobilisieren den Körper.

Auf feinstofflicher Ebene beseitigen Asanas Blockaden, die das freie Fließen der Energie in Körper und Geist verhindern. Yogastellungen verbessern den allgemeinen Gesundheitszustand, regulieren den Energiefluss durch den Körper und bringen ihn ins Gleichgewicht.

„Yoga besteht zu 99 % aus Praxis und zu 1 % aus Theorie."

SRI KRISHNA PATTABHI JOIS

ASANAS ÜBEN

Durch das Ausführen dieser Asanas können Sie verschiedene Disharmonien (die sich z. B. in Form von Erkrankungen zeigen) im Körper ausgleichen und gesund bleiben. Sie mobilisieren die wichtigsten Gelenke und entspannen die Muskulatur. Aber: Asanas bitte niemals beiläufig und unachtsam ausführen, nur weil sie einfach, sanft oder bequem erscheinen!

„Denken Sie daran:
Es ist nicht wichtig, wie
tief Sie in eine Stellung
hineingehen, sondern
es kommt darauf an,
wer Sie sind, wenn Sie
dort ankommen."

MAX STROM

AUSGLEICHS- HALTUNG

Beim Üben der Stellungen ist es wichtig, diese durch die passende Gegenbewegung auszuglei- chen. So folgt beispielsweise auf eine Rückbeuge eine Vorbeuge und umgekehrt, und was mit der einen Seite des Körpers ausgeführt wird, wieder- holt man mit der anderen Seite. So kommt der Körper wieder ins Gleichgewicht.

„Yoga ist ein Tanz zwischen Kontrolle und Hingabe, zwischen Drängen und Loslassen. Wann man drängt und wann man loslässt, wird Teil des kreativen Prozesses, Teil des eigenen Seins."

JOEL KRAMER

Asanas bei

DEPRESSION

Indem Sie beim Yoga den Körper bewegen und sich auf die Atmung konzentrieren, wird träge Energie durch den Körper geschoben. Dynamische Asanas wie Rückbeugen, Dreh- oder Standhaltungen sowie herz- und brustöffnende Asanas sind gut bei depressiven Stimmungen, ebenso der Klassiker unter den Asanas, der Sonnengruß (siehe nächste Seite).

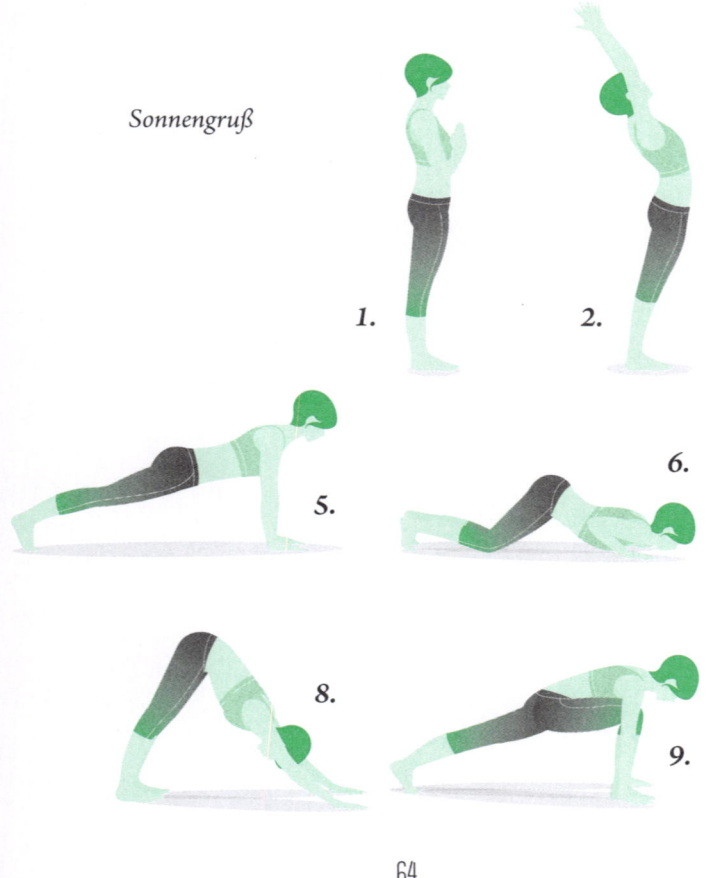

Sonnengruß

1.

2.

5.

6.

8.

9.

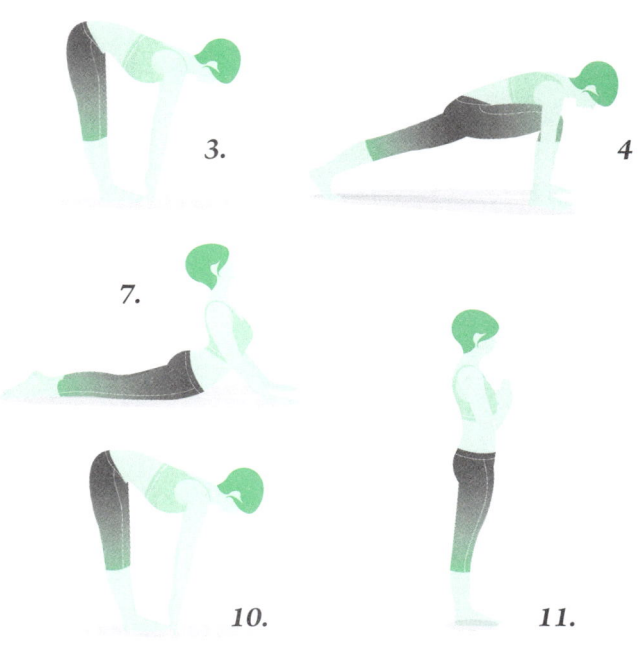

3.

4

7.

10.

11.

Im Falle von Niedergeschlagenheit ist die Schulterbrücke, Setu Bandha Sarvangasana, eine gute Übung. Dazu legen Sie sich auf den Rücken und stellen die Beine auf, sodass die Knie nach oben zeigen und die Füße nah am Gesäß stehen. Die Hände liegen mit den Handflächen nach unten neben der Hüfte auf dem Boden.

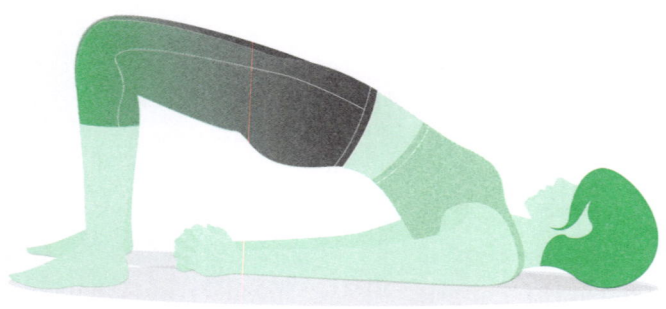

Schulterbrücke

Mit dem Ausatmen drücken Sie die Füße und Arme aktiv in den Boden. Heben Sie das Becken vom Boden ab und schieben Sie das Steißbein Richtung Zimmerdecke. Hüfte und Füße bleiben parallel.

Ziehen Sie die Schulterblätter zueinander und verschränken Sie die Hände unter Ihrem Körper. Schieben Sie die Brust nach oben und halten Sie die Hände am Boden.

Halten Sie diese Stellung zwischen 30 Sekunden und einer Minute. Mit dem Ausatmen langsam aus der Stellung kommen und Wirbel für Wirbel abrollen, bis wieder der ganze Rücken auf dem Boden liegt.

Asanas bei
TRAUMA

So traurig es ist: Jeder von uns er-
fährt im Laufe seines Lebens seelische Verletzungen. Ein Trauma kann
alles verändern und uns entweder
vernichten oder verhärten, sodass
wir gefühllos werden und den Kon-
takt zu unseren Emotionen verlieren.

Die Emotionen, die ein traumatisches Ereignis in uns ausgelöst hat, werden im Körper eingeschlossen. Yoga kann helfen, sie durch behutsame Übungen zu befreien und loszulassen. Zunächst einmal müssen Sie sich eingestehen, dass Sie einen Schock erlitten haben und Ihr Köper (bis heute) darunter leidet. Gehen Sie daher sanft und nachsichtig mit Ihrem Körper um, als wäre er ein guter Freund, den Sie trösten möchten. Um Traumata zu überwinden, sind hüft- und herzöffnende Stellungen von Nutzen.

Eine ganz einfache Stellung, die Stress abbaut und Traumasymptome lindert, ist Tadagasana (englisch *Pond Pose*).

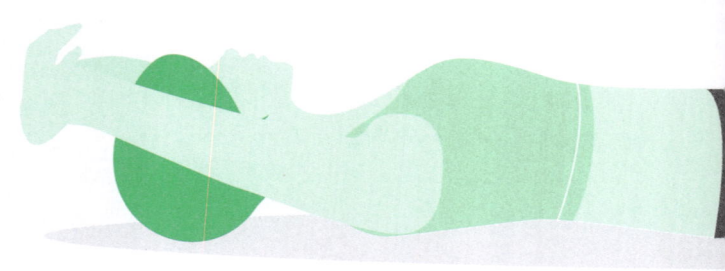

Tadagasana

Panik kann eine Verspannung des Zwerchfells verursachen. Dieses Asana verschafft Linderung: Sie liegen auf den Rücken, die Arme über dem Kopf, die Handrücken ruhen auf der Matte. Indem Sie die Wirbelsäule in die Länge ziehen, schaffen Sie Raum in der Bauchhöhle und öffnen die Brust, sodass das Zwerchfell sich ungestört heben und senken kann. Sobald der Atem frei ist, beruhigt sich das Nervensystem, und wir fühlen uns weniger niedergeschlagen.

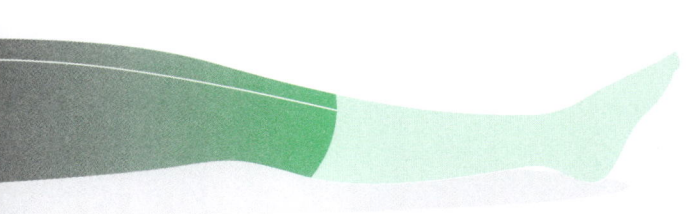

Asanas für die
VERDAUUNG

Wenn Sie zu viel gegessen haben und
sich deshalb kraftlos und träge fühlen, helfen ein paar einfache Yogaübungen, die Dinge wieder in Gang
zu bringen.

Wenn Sie unter Blähungen oder anderen Verdauungsbeschwerden leiden, kann Yoga helfen. Bestimmte Asanas tragen zu einer Normalisierung der Magenfunktion bei und helfen, die Nahrung durch den Darm zu transportieren.

Kniebeugen, Drehhaltungen („Twists") und Ausfallschritte stimulieren den Verdauungstrakt. Kniebeugen unterstützen den Körper dabei, alles nach unten zu transportieren, während Twists die inneren Organe massieren. Beim tiefen Ausfallschritt wird die Muskulatur gedehnt, die den Leib mit den Beinen verbindet, aber auch die gesamte Bauchregion, was die Verarbeitung der Nahrung und die Ausscheidung der Restprodukte fördert.

Ein einfaches verdauungsförderndes Asana ist die
Halbe Kniepresse, Ardha Pawanmuktasana.

Sie liegen auf dem Rücken, ziehen das rechte Knie
zur Brust und umgreifen es mit beiden Armen.

Das linke Bein liegt gerade am Boden und ist aktiv,
die Ferse zieht nach unten, weg vom Körper.

Halten Sie die Stellung einige Atemzüge lang.
Danach mit dem anderen Bein wiederholen.

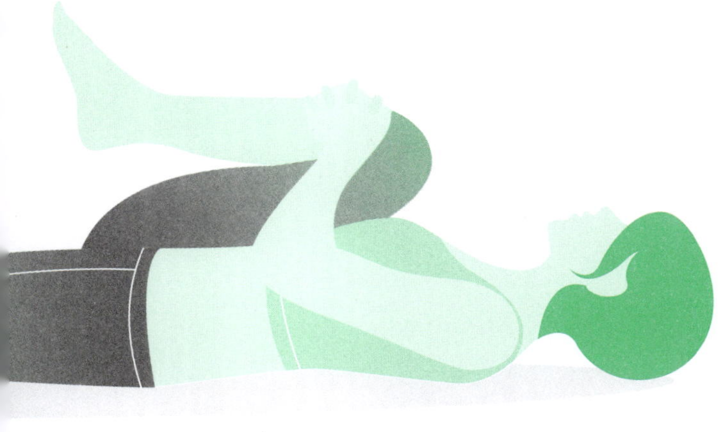

Halbe Kniepresse

RÜCKEN-
SCHMERZEN

52 % der Deutschen leiden zumindest gelegentlich an Rückenschmerzen, die auch den häufigsten Grund für einen Arbeitsausfall darstellen.

Rückenbeschwerden sind kein Spaß. Sie können den Betroffenen jegliche Energie rauben.

Eine regelmäßige Yogapraxis trägt dazu bei, steife Gelenke wieder beweglich zu machen, und kann so manche Operation vermeiden helfen. Je nach Beschwerden sollten Sie dennoch zunächst mit Ihrem Arzt oder Ihrer Ärztin Rücksprache halten.

Im Übrigen ist Yoga bestens geeignet, die Wirbelsäule gesund und mobil zu halten.

Ein gutes Asana bei Rückenschmerzen ist Marjariasana, auch bekannt als Katze-Kuh-Stellung.

Kommen Sie in den Vierfüßlerstand. Die Arme sind unter den Schultern, die Knie stehen hüftweit auseinander. Beim Einatmen heben Sie den Kopf, senken die Wirbelsäule und heben das Steißbein, sodass Sie in ein leichtes Hohlkreuz gehen. Beim Ausatmen senken Sie den Kopf, kippen das Becken, und die Wirbelsäule hebt sich Richtung Decke – Sie machen einen „Katzenbuckel".

Ihr Kopf ist nun zwischen den Armen, der Blick geht zur Hüfte. Nach jedem Ein- und Ausatmen drei Sekunden lang den Atem anhalten. Mehrmals wiederholen.

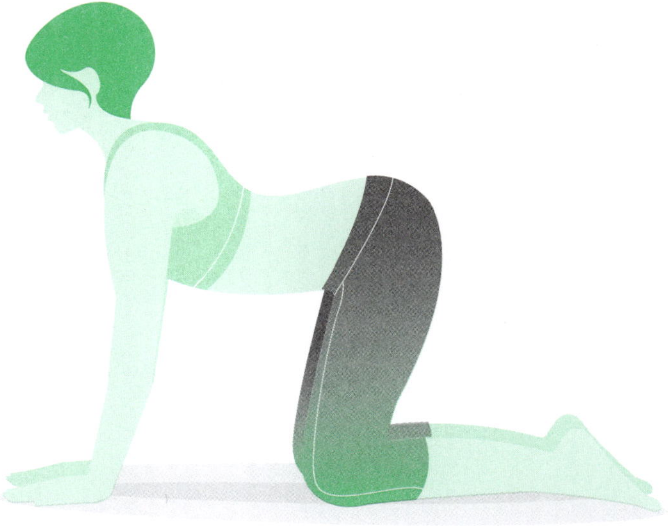

Katze-Kuh-Stellung

Asanas bei
BLOCKIERTER HÜFTE

Man muss nicht lange suchen, um jemanden mit Hüftbeschwerden zu finden, denn eine verspannte Hüfte steht in direktem Zusammenhang mit Schmerzen im unteren Rücken und in den Knien.

Die möglichen Ursachen sind zahlreich, aber stundenlanges Sitzen ist einer der Hauptgründe, warum so viele Menschen unter Blockaden im Hüftbereich leiden.

Das kommt daher, dass die Hüftmuskulatur durch die andauernde Sitzhaltung permanent in eine verkürzte Position gezwungen wird.

Dies führt zu einer Verspannung der Muskeln, wodurch der Bewegungsradius eingeschränkt wird. Das wirkt sich z. B. darauf aus, wie tief Sie in die Kniebeuge gehen können oder wie groß Ihre Schritte sind, wenn Sie laufen oder joggen.

Sind die Hüftbeuger verkürzt, fällt es uns schwerer, die Gesäßmuskeln zu aktivieren. Das kann dazu führen, dass zur Kompensation verstärkt andere Muskeln genutzt werden, die aber auf diese Mehrbelastung nicht eingestellt sind. Typischerweise sind das die Muskeln des unteren Rückens, deren Überlastung ein erhöhtes Verletzungsrisiko mit sich bringt.

Ein wirkungsvolles Asana gegen eine verspannte Hüfte (ein sogenannter „Hüftöffner") ist Ananda Balasana, bekannt als „Happy Baby Pose".

Aus der Rückenlage ziehen Sie die Knie zur Brust und greifen mit den Händen die Fußsohlen von außen. Die Fußsohlen zeigen zur Decke.

Intensivieren Sie die Dehnung, indem Sie die Beine weiter auseinander bringen und die Knie Richtung Achselhöhle ziehen. Die Füße bleiben senkrecht über den Knien.

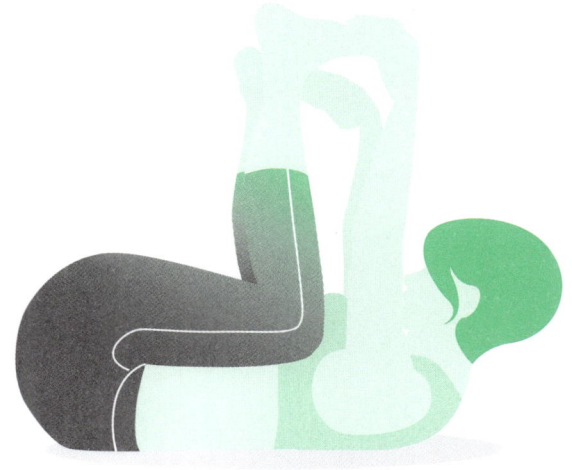

Happy Baby Pose

„Veränderung findet nur
im gegenwärtigen Moment
statt. Die Vergangenheit
ist schon vorüber.
Die Zukunft ist nur
Energie und Intention."

KINO MacGREGOR

„Die Yogastellung, die du am meisten meidest, brauchst du am nötigsten."

UNBEKANNT

Asanas bei verspannten
SCHULTERN

Wir speichern viel Anspannung in unserem Nacken und unseren Schultern, und sind sie erst einmal verspannt, fällt es schwer, dort wieder lockerzulassen. Kopfschmerzen und Migräne sind häufig die Folge.

Schon einfache Nacken- und Schulter-
übungen können große Wirkung zeigen
und Verspannungen effektiv lösen.

Setzen Sie sich aufrecht hin, atmen Sie ruhig
und gleichmäßig und lassen Sie die Schultern
nach unten sinken – Sie werden sich sofort
besser fühlen!

Gut gegen verspannte Schultern ist die Stellung Prasarita Padottanasana, die gegrätschte
stehende Vorbeuge.

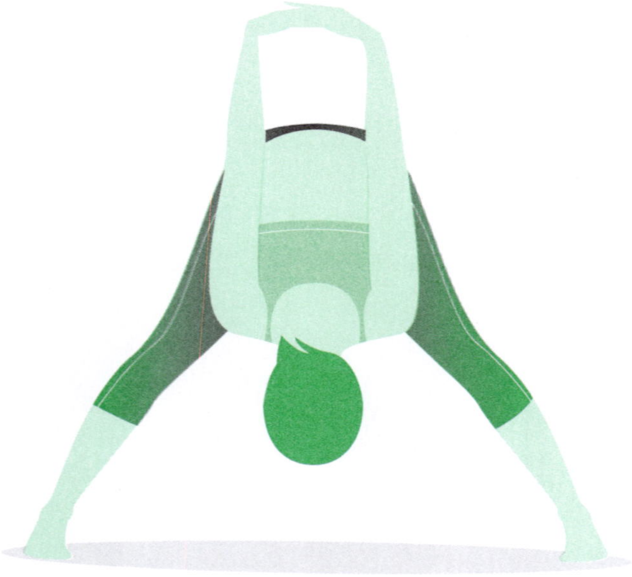

Gegrätschte stehende Vorbeuge

Sie stehen mit breit gespreizten Beinen, die Zehen zeigen nach vorne. Die Hände hinter dem Rücken zusammenbringen und die Finger verschränken, die Schulterblätter zueinander ziehen. Beim Ein-atmen mit geradem Rücken nach vorne beugen und die Hände dabei so weit wie möglich nach hinten und oben ziehen. Genießen Sie die Deh-nung in Brust und Schultern. Konzentrieren Sie sich auf die Atmung. Zum Herausgehen aus der Stellung die Knie leicht beugen.

„Ich beuge mich, damit ich nicht breche."

UNBEKANNT

MUDRAS:
HANDGESTEN

Vielleicht haben Sie schon Bilder von Menschen
gesehen, die mit gekreuzten Beinen dasitzen, die
Hände auf den Knien, und die mit den Fingern
rätselhafte Gesten formen.

Eine solche Handstellung bezeichnet man als Mudra. Ein Mudra ist eine Kombination aus teils kleinen körperlichen Bewegungen, die Stimmung, Haltung und Wahrnehmung beeinflussen und Bewusstsein und Konzentration vertiefen.

Ein Mudra kann in einem Zusammenspiel von Stellung, Atmung und symbolischer Bedeutung den ganzen Körper einbeziehen, aber auch einfach nur in einer Handhaltung bestehen.

Mudras werden in der Regel in den Yogaunterricht integriert, sobald die Übenden etwas erfahrener sind.

FINGER-GYMNASTIK

Sie können Yoga praktizieren, während Sie am Schreibtisch oder in der U-Bahn sitzen – Sie brauchen nur Ihre Hände! Biegen Sie die einzelnen Finger behutsam nach hinten, um die Gelenke zu öffnen und zu dehnen. Achtung: Wenn Sie unter Arthritis leiden, ist hier besondere Vorsicht geboten! Indem Sie Hände und Finger bewegen, halten Sie die Bänder und Sehnen flexibel. Regelmäßige Handgymnastik stärkt die Muskulatur, vertreibt Steifheit und lindert Schmerzen.

BANDHAS

Der Sanskrit-Ausdruck *Bandha* kann mit „Verschluss" übersetzt werden. Er beschreibt eine physische Aktivität (gewöhnlich das Zusammenziehen von Muskeln), aber das Ziel ist, die Energie in bestimmten Teilen des Körpers zu beeinflussen. Haben Sie schon einmal die Pobacken zusammengekniffen, um einen Toilettengang hinauszuzögern? Das ist de facto ein Bandha.

Im Yogakontext begegnen wir häufig dem Mula Bandha, das auf Beckenboden und Anus wirkt, sowie dem Uddiyana Bandha, bei dem der Bauch eingezogen wird. Welches Bandha wie und wann angewendet wird, lernen Sie im Yogaunterricht.

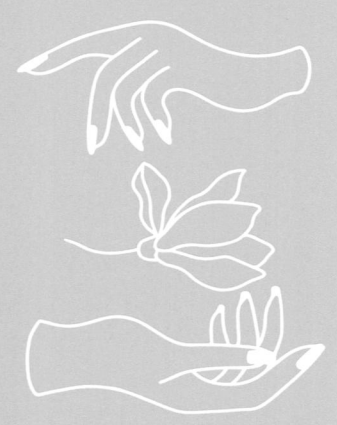

KAPITEL

5

BESSER
LEBEN
mit # YOGA

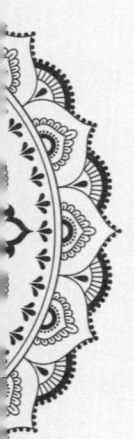

Medizinische Untersuchungen
führen die Erfolge des Yoga
auf seine ausgleichende Wirkung auf das Nerven- und
Hormonsystem zurück, was
auch auf alle anderen Systeme
und Organe des Körpers einen
positiven Effekt hat.

GUT für die GESUNDHEIT

Yoga ist gut für Sie! Nicht nur, weil es die Muskeln dehnt und mehr Beweglichkeit schenkt, sondern auch, weil es mental und körperlich stärker macht.

Körperspannung und -haltung verbessern sich, Sie fühlen sich wohl und tun aktiv etwas dafür, dass es so bleibt. Die positiven Wirkungen sind zahlreich – jugendliche Ausstrahlung inklusive.

Was kann es Besseres geben?

Schon bald nachdem Sie mit der Yogapraxis begonnen haben, werden Ihnen erste positive Veränderungen an Ihrem Körper auffallen – oft bereits innerhalb der ersten sechs Wochen.

Zunächst bringt Yoga die verschiedenen Körperfunktionen ins Gleichgewicht und hilft, gelenkiger zu werden und Kraft aufzubauen. Danach wird die Wirkung auf der mentalen und emotionalen Ebene spürbar, indem Sie z. B. das Gefühl haben, besser mit Ängsten umgehen zu können.

YOGA & SELBST-VERTRAUEN

Die Yogapraxis schenkt Ihnen mehr Selbstvertrauen, denn während Sie an Körperbeherrschung gewinnen, bemerken Sie, dass Sie auch Ihr Leben besser im Griff haben. Sie erfahren, wozu Ihr Körper fähig ist, und spüren, dass Sie sich auf ihn verlassen können. Sie entwickeln ein Gefühl der Stärke und können Ängste dadurch leichter überwinden. Einen Handstand zu machen, kann z. B. zunächst eine furchterregende Vorstellung sein, aber sobald Sie die Angst annehmen und nicht mehr gegen sie ankämpfen, können Sie beginnen, den Handstand zu erlernen. Und wenn Sie es geschafft haben, fühlen Sie sich fantastisch!

YOGA und STRESS

Yoga ist ein hervorragendes Instrument, um in einer dauergestressten Gesellschaft gesund zu bleiben. Das Üben der verschiedenen Asanas beseitigt das körperliche Unbehagen, das sich nach einem Tag am Computer unvermeidlich einstellt. Die Entspannungstechniken helfen beim Stressabbau und ermöglichen Ihnen, in Situationen ruhig zu bleiben, in denen Sie normalerweise aus der Haut fahren würden.

„Yoga verfügt über raffinierte Methoden, um die Denkmuster zu umgehen, die in Angst und Sorge münden."

BAXTER BELL

„Ich war ein Suchender
und bin es immer noch,
doch ich habe aufgehört,
die Bücher oder die
Sterne zu befragen.
Ich begann, auf meine
Seele zu hören."

RUMI

YOGA und
TRAUMA

Der Körper speichert Emotionen und Stress, und es kann sein, dass die Herausforderungen des Lebens sich in Gestalt von verspannten Schultern, steifen Hüften oder schmerzendem Rücken niederschlagen. Yoga kann helfen, diese Gefühle zu verarbeiten und Belastendes hinter sich zu lassen.

Viele Emotionen manifestieren sich in dem Muskel, der vom unteren Rücken durch die Leistenbeuge zum Bein führt, da er wie ein emotionaler Stoßdämpfer funktioniert. Hüftöffnende Asanas erlauben dem Körper, die Emotionen loszulassen, was dazu führt, dass manchen Menschen in diesen Stellungen die Tränen kommen.

„Meine schlimmsten Kämpfe waren meine wichtigsten Lehrer.“

KATHRYN BUDIG

Eine weitere Möglichkeit, feststeckende Emotionen zu lösen, bieten herz- und brustöffnende Asanas. Wenn Sie in eine Rückbeuge gehen, öffnet sich der Herz- und Brustbereich, sodass blockierte Energie wieder fließen kann. Personen, die sich in einer Abwehrhaltung befinden, fallen diese Asanas besonders schwer, aber es lohnt sich: Mit einem offenen Herzen fällt es leichter zu vergeben, Dinge hinter sich zu lassen und voranzuschreiten.

YOGA und GEMEINSCHAFT

Ein angenehmer Nebeneffekt der Teilnahme an einem Yogakurs ist, dass Sie sich einen neuen Freundeskreis erschließen. Vielleicht dauert es ein Weilchen, aber wenn Sie mit offenem Herzen hingehen, werden Sie liebenswerte Menschen kennenlernen, die Sie gerne in ihren Kreis aufnehmen. Sie teilen Ihre Erfahrungen, und das schweißt zusammen. Und gemeinsam können Sie darüber lachen, welche Stellungen leichtfallen und welche unmöglich erscheinen.

„Wenn der Atem wandert
und unregelmäßig ist,
ist auch der Geist unruhig.
Aber wenn der Atem ruhig ist,
so ist es auch der Geist,
und der Yogi lebt lange.
Daher sollte man den
Atem beherrschen."

HATHA-YOGA PRADIPIKA

„*Das Schöne ist,
dass die Leute häufig
herkommen, um sich
zu dehnen, aber so
viel mehr mit nach
Hause nehmen.*"

LIZA CIANO

KÖRPER-BEWUSSTSEIN

Aus dem gesteigerten Körperbewusstsein, das mit regelmäßiger Yogapraxis einhergeht, erwächst die Erfahrung, dass man über den eigenen Körper selbst entscheidet und Verantwortung für seine Gesundheit trägt. Yoga motiviert die Menschen oft dazu, sich gesünder zu ernähren, sich von Überflüssigem zu trennen und sich an den einfachen Dingen des Lebens zu erfreuen, was wiederum zu mehr Glück und Zufriedenheit führt.

YOGA als THERAPIE

Yoga kann therapeutisch eingesetzt werden, um nach einer Krankheit oder Operation wieder gesund zu werden. Yogatherapeuten helfen, nach solchen Ereignissen Kraft und Ausdauer aufzubauen. Wenn der Körper entkräftet ist, sollte außerdem eine qualifizierte Ernährungsfachkraft hinzugezogen werden, die darüber aufklärt, was der Körper jetzt braucht. Aber denken Sie daran: Genesung braucht Zeit.

„Manchmal fühle
ich mich beim Yoga wie
ein anmutiger Schwan.
Und dann wieder
komme ich mir wie eine
Babygiraffe vor, die
nicht weiß, wie sie ihre
Beine benutzen soll."

UNBEKANNT

111

„Es kümmert
niemanden, wie
fantastisch du in
deinen Stellungen
aussiehst.“

UNBEKANNT

YOGA für UNTERWEGS

Lange Reisen im Flugzeug oder mit der Bahn sind mit ein paar Yogaübungen leichter zu ertragen, und das, ohne Aufsehen zu erregen. Nutzen Sie die Wartezeit in der WC-Schlange, um zwischen Zehenspitzen- und Fersenstand abzuwechseln, das trainiert die Waden und regt die Durchblutung an. Strecken Sie die Arme über den Kopf, um der Brust mehr Raum zu geben, mehr Luft in die Lungen zu lassen und den Bauch zu dehnen. Drehhaltungen helfen, den Verdauungsapparat in Schwung zu bringen und Blähungen zu vermeiden.

YOGA für mehr ZUFRIEDENHEIT

Die Wissenschaft sagt, dass Yoga sich positiv auf den Serotoninspiegel auswirkt. Dieser häufig als „Glückshormon" bezeichnete Botenstoff spielt eine wichtige Rolle bei der Erzeugung von Gefühlen wie Wohlbefinden oder Zufriedenheit.

„Mit Yoga ist
das Leben reich
an Jahren, und die
Jahre sind reich
an Leben."

UNBEKANNT

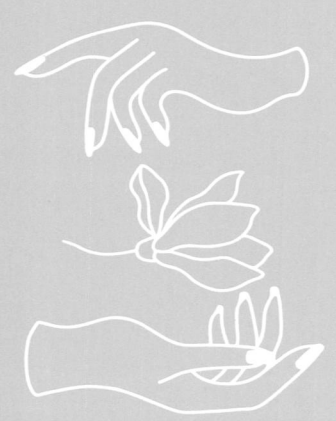

KAPITEL

6

ATMUNG, CHAKREN und der ENERGIEKÖRPER

Die
ATMUNG

WAS IST PRANAYAMA?

Pranayama bezeichnet das bewusste, achtsame Steuern der Atmung. Die yogischen Atemübungen zeigen uns, wie wir mithilfe des Atems unser *Prana*, d. h. unsere Lebensenergie, aktivieren und zum Fließen bringen können.

Dadurch beruhigen wir unseren Geist, Blutdruck und Herzfrequenz sinken und Angstgefühle werden gelindert.

Die WIRKUNG von PRANAYAMA

Das Atmen ist ein unverzichtbarer Vorgang in unserem Körper. Das Überleben und Funktionieren jeder einzelnen Zelle hängt davon ab, und damit auch die Gehirnleistung.

Die meisten Menschen haben sich eine falsche Atmung angewöhnt und benutzen nur einen kleinen Teil ihrer Lungenkapazität. Aufgrund dieser flachen Atmung bekommt der Körper nicht genügend Sauerstoff und es fehlt ihm an *Prana*, der Lebensenergie, die wir brauchen, um gesund zu sein.

Gleichmäßige, tiefe, langsame Atemzüge lassen uns ruhig werden und fördern eine ausgeglichene Gemütslage. Unregelmäßiges Atmen bringt die Gehirnströme aus dem Takt und führt zu physischen, emotionalen und geistigen Blockaden.

Diese wiederum können sich in Form von inneren Konflikten, einem unausgeglichenen Wesen, einer chaotischen Lebensweise und Erkrankungen äußern.

Pranayama schafft gleichmäßige Atemmuster. So können negative Abläufe durchbrochen und der schädliche Prozess umgekehrt werden.

Der Schlüssel liegt darin, die Kontrolle über die Atmung zu erlangen und die natürlichen Rhythmen von Körper und Geist wiederherzustellen. So kann die Energie, die in neurotischen, unbewussten mentalen Mustern gefangen ist, befreit und in kreativen, freudebringenden Tätigkeiten eingesetzt werden.

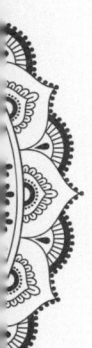

Eine langsame Atmung
stärkt das Herz und trägt
zu einer verlängerten
Lebensspanne bei.

PRANAYAMA
für die SPIRITUELLE ENTWICKLUNG

Menschen, die sich auf spiritueller Ebene wei-
terentwickeln möchten, üben Pranayama, um
Blockaden innerhalb des Energiekörpers (dazu
in Kürze mehr) zu lösen. Dadurch wächst das
Prana. Viele Techniken arbeiten mit Luftanhalten,
um den Prana-Fluss zu regulieren, den Geist zu
beruhigen und den Gedankenstrom zu bändigen.
Sobald der Geist ruhig ist und das Prana frei fließen kann, kann die Person eine höhere Ebene des
spirituellen Bewusstseins erfahren.

„*Yoga beginnt
mit Zuhören.
Wenn wir zuhören,
geben wir dem,
was ist, Raum.*"

Der
ENERGIE-
KÖRPER

Seit Jahrhunderten besitzen Yogis, Heilerinnen und Heiler verschiedener Traditionen ein tiefgreifendes Verständnis sowohl des physischen Körpers als auch des Energiekörpers samt der Bahnen, durch die unser Prana fließt. Im spirituellen Bereich spricht man auch von Aura.

Jede Person und jedes Ding ist von einem Energiefeld umgeben, das genauso einzigartig ist wie ein Fingerabdruck. Rund um einen gesunden menschlichen Körper bildet sich ein ovales Feld aus Energiepartikeln.

Dieses Feld erstreckt sich etwa einen Meter weit in jede Richtung und reicht auch über den Kopf und unter die Füße bis in die Erde. Das Leben wird hier als Ausdruck von Schwingungsenergie verstanden, und damit es ein gesundes Leben ist, müssen Energieflüsse in Balance gebracht werden.

„Wer seine Energie einsetzt,
um etwas zu erschaffen,
das Wert hat und Kraft
spendet, muss weniger
oft gegen Zerstörung und
Erschöpfung ankämpfen."

RALPH MARSTON

Die AURA

Als menschliche Wesen geben wir schwache elektrische Ladungen an unsere Umgebung ab. Dieses elektromagnetische Energiefeld wird als Aura bezeichnet. Die Energiewellen, die wir aussenden, schwingen mit einer bestimmten Frequenz, und diese nehmen wir unbewusst bei Menschen wahr. Deren „Energie" zeigt an, ob sie wütend sind oder heiter, beunruhigt oder aufgeregt, und diese Information wird übermittelt, ohne ein Wort zu sagen. Auch Ihre Gefühle sind durch Ihre Aura für andere wahrnehmbar.

„*Das Gefühl
der Energie wächst
mit zunehmender
Entspannung.*“

ILCHI LEE

ENERGIE-
BLOCKADEN

Energieblockaden können an vielen Stellen
vorkommen – in der Aura, in den Chakren oder
im Meridiansystem, also den Energiekanälen,
die unseren Körper durchziehen. Die Meridiane
haben großen Einfluss auf unser Denken und Fühlen, auf unseren Gesundheitszustand und unser
Wohlempfinden.

Verursacht werden diese Blockaden von ganz verschiedenen Dingen, wie z. B. negativen Gedanken oder Emotionen, die unterdrückt wurden und sich in der feinstofflichen Ebene des Körpers manifestiert haben.

Blockaden hemmen den Energiefluss, was sich in unterschiedlichen Symptomen äußern kann, darunter Erschöpfung, mangelnde Lebensfreude, Verwirrung, verlangsamtes Denken, fehlende geistige Klarheit, Niedergeschlagenheit oder ein schlechtes Gedächtnis.

Yoga wirkt diesen Energieblockaden entgegen.
Indem wir den Körper bewegen und dehnen und
die Meridiane bearbeiten und aktivieren, regen
wir den Energiefluss an, sodass alles wieder ins
Gleichgewicht kommen kann.

„In jeder Kultur und medizinischen Tradition vor der unseren heilte man, indem man Energie bewegte."

ALBERT SZENT-GYÖRGYI
Biochemiker und Nobelpreisträger

Die
CHAKREN

Chakren sind unsichtbare Energiewirbel, die sich an bestimmten Stellen unseres Körpers befinden.

Sie steuern die Ströme unserer Lebensenergie und sind mit der Aura verbunden. Jedes Chakra ist das Eingangstor zu bestimmten Gehirnarealen.

Bei den meisten Menschen liegen diese Energie-
zentren brach und werden nicht genutzt. Wir können sie jedoch aktivieren, indem wir uns während
unserer Yogapraxis auf die Chakren konzentrieren
und dadurch den Energiefluss anregen.

Durch diese Verbindung mit der feinstofflichen
Ebene können wir höhere Bewusstseinsebenen
erreichen, die uns normalerweise nicht zugänglich
sind.

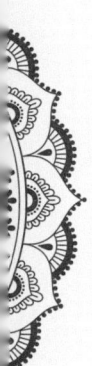

Es gibt sieben Chakren.
Jedes Chakra trägt einen
Sanskrit-Namen, wird mit einer
bestimmten Farbe assoziiert
und kann durch spezielle
Yogastellungen harmonisiert
und ins Gleichgewicht
gebracht werden.

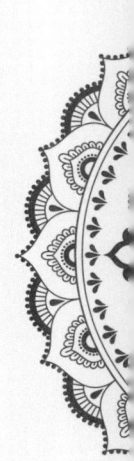

WURZEL-CHAKRA

- MULADHARA

Farbe: dunkelrot

Das erste Chakra liegt am unteren Ende der Wirbelsäule, kurz über dem Beckenboden. Das Wurzelchakra ist mit unseren grundlegenden Bedürfnissen verbunden, dem Überleben, einem Platz auf Erden und dem Gefühl der Sicherheit. Ist es blockiert, fühlt man sich unsicher, neigt zu Paranoia oder hat den Eindruck, den Bezug zur Realität verloren zu haben.

SAKRAL-
CHAKRA
- SVADHISTHANA

Farbe: orange

Etwa zwei Fingerbreit über dem Wurzelchakra, hinter den Geschlechtsorganen, liegt das Sakralchakra. Es steht für Sinnlichkeit, Sexualität und das Verlangen nach Freude. Ist es blockiert, kann es zu emotionaler Instabilität, sexuellen Dysfunktionen oder Angstgefühlen kommen. Ist das Chakra zu weit geöffnet, führt das möglicherweise zu obsessivem Sexualverhalten, manipulativem Charakter oder Ausschweifungen.

SOLARPLEXUS-CHAKRA
– MANIPURA

Farbe: gelb

Das dritte Chakra befindet sich oberhalb des Bauchnabels auf dem Solarplexus. Es symbolisiert unsere Fähigkeit, in dieser Welt Macht auszuüben, sein Element ist das Feuer. Es steht für Selbstbewusstsein, Tatendrang und Durchsetzungsvermögen. Befindet es sich im Gleichgewicht, spüren wir unsere Kraft und sind zielstrebig. Ist es unausgeglichen, kann es zu Kontrollzwang führen.

HERZCHAKRA
- ANAHATA

Farbe: grün

Das mittlere der sieben Chakren liegt hinter dem
Brustbein auf einer Ebene mit dem Herzen und ist für
Liebe und Mitgefühl zuständig. Es agiert aus der Mitte
des Herzens heraus, dort, wo Gefühle der universellen
Verbundenheit und Toleranz angesiedelt sind und alle
Lebewesen um ihrer selbst willen akzeptiert und geliebt
werden. Gesunde Beziehungen, Haustiere, Familie,
Schönheit und Natur halten dieses Chakra in Balance.

HALS-
CHAKRA
- VISHUDDHA

Farbe: himmelblau

Das Halschakra ist der Ort, wo wir sagen, was wir für
wahr halten. Wenn dieses Chakra optimal mit Energie
versorgt wird, sind wir in der Lage, um das zu bitten, was
wir brauchen. Fällt es uns schwer, unsere Bedürfnisse zu
äußern oder zu sagen, was wir denken, können Singen,
Chanten und Atemübungen helfen, dieses Chakra zu
stärken.

STIRN-CHAKRA
- AJNA

Farbe: indigoblau

Dieses Chakra liegt über der Nasenwurzel, zwischen den Augenbrauen. Es wird mit der Zirbeldrüse assoziiert. Im Stirnchakra sind Weisheit und Intuition angesiedelt. Wenn wir es aktivieren, wird unser Geist ruhig, stark und fokussiert. Im Falle einer Blockade fehlt es uns an Einsicht, Bewusstheit oder Orientierung.

KRONEN-CHAKRA
- SAHASRARA

Farbe: weiß oder violett

Das Kronen- oder Scheitelchakra befindet sich auf dem Scheitelpunkt des Kopfes und steht für unsere Fähigkeit, uns mit unserer Spiritualität zu verbinden. Ist dieses Chakra weit geöffnet, können wir ein höheres Bewusstsein erlangen.

„Je bereitwilliger
wir uns der Energie
in uns hingeben, desto
mehr Kraft kann uns
durchfließen."

SHAKTI GAWAIN

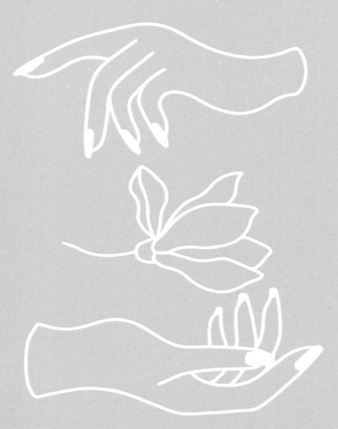

KAPITEL

7

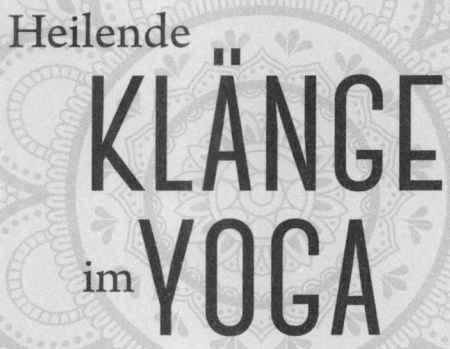

Heilende
KLÄNGE
im YOGA

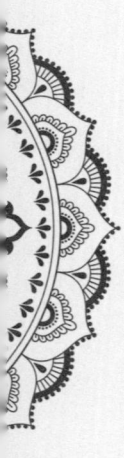

Es kann sein, dass Ihnen im Yoga Klänge begegnen, meist im Rahmen der Meditation. Auch unabhängig von der heilenden Wirkung verträgt sich Klang sehr gut mit Yoga, z. B. als beruhigende Hintergrundmusik oder in Form von Mantragesängen. Lassen Sie sich davon nicht abschrecken, auch wenn Sie sich beim Singen unbehaglich fühlen!

Schwingungen in Form von Klang berühren jede Zelle in unserem Körper und wirken auf allen Ebenen: emotional, physisch und spirituell. Viele Menschen berichten, dass sie sich nach einigen Klang-Yoga-Stunden entspannter und weniger gestresst fühlten und besser schlafen konnten.

Heilsame Klänge sollen Blockaden lösen und den Körper entgiften können.

Die Heilung durch Klang kommt ohne Medikamente aus, erzeugt keine unangenehmen Nebenwirkungen und ist in Kombination mit Yoga besonders effektiv.

MEDITATION

Bei Meditation geht es darum, den Geist so weit zu beruhigen, dass er ein Ort „ohne Gedanken" wird. Wer meditieren kann, ist Gebieter über seine Gedanken und somit auch über sein Leben. Meditation hält unsere Emotionen im Zaum, sodass wir gelassener und glücklicher sein können. Manche meditieren im Stillen, andere mit Klang. Im Anschluss an eine Yogastunde gelingt Meditation am besten, weil der Körper entspannt und der Geist zur Ruhe gekommen ist.

MANTRAS

Mantras werden im Yogaunterricht manchmal zur Unterstützung der Meditation eingesetzt. Sie bestehen aus Worten oder Sätzen, die während einer Meditation gesungen oder „gechantet" werden. Mantras sind Formeln, die die Kraft besitzen, Denkmuster und die Chemie des Gehirns zu verändern. Erst durch das Singen oder Chanten der Wortfolgen entsteht die Energie, die die Sätze zum Mantra macht.

Wird ein Mantra oft genug wiederholt, kann es einen Gedanken oder eine Vorstellung in unser Unterbewusstsein schieben. Mantras sind Energieschwingungen wiederholter Klänge. Man kann sie singen, flüstern oder nur in Gedanken aussprechen. Ein bekanntes Mantra lautet:

Om mane padme hum.

WIE KÖNNEN MANTRAS HELFEN?

Das Wiederholen eines Mantras verhindert das Abschweifen des Geistes. Es erschafft einen Rhythmus und einen Flow, dem unser Geist leicht folgen kann, und holt uns zurück, wenn Gedanken uns ablenken. Der Rhythmus fungiert als Kanal, durch den Energie hinein- und hinausfließen kann. Die Bedeutung des Mantras zu kennen, kann die Wirksamkeit erhöhen.

Muss man
WISSEN,
was das Mantra
BEDEUTET?

Der Bedeutung des Mantras an sich wohnt keine Macht inne. Es entfaltet seine Kraft erst durch die Schwingung, die das Chanten des Mantras im Körper erzeugt. Dieser neurolinguistische Effekt ruft ein Gefühl tiefer Ruhe hervor. Schwer erkrankten Menschen, die unter Hoffnungslosigkeit leiden, können Mantras helfen, neue Lebensfreude zu schöpfen.

Die PHYSISCHE WIRKUNG von MANTRAS

Das rhythmische, klangvolle Chanten bewegt Energieströme durch unseren Körper, wodurch auch die Konzentration bestimmter Stoffe im Gehirn reguliert wird. Die Ausschüttung von Stresshormonen wird reduziert, gleichzeitig werden mehr Endorphine freigesetzt. Mantras senken Herzfrequenz und Blutdruck, stärken positive Gehirnwellen und verbessern die Funktion des Immunsystems.

Der Klang des Mantras übertönt im wörtlichen Sinne die negativen Stimmen in unserem Kopf. Negative Gedanken werden beiseitegedrängt, sodass mehr Raum für positive Gedanken bleibt, wodurch sich die seelische Gesundheit verbessert. Mantras lindern Angst, daher nutzen Menschen mit Phobien Mantras als etwas, worauf sie sich konzentrieren, wenn sie sich fürchten.

KLANG-SCHALEN

Wenn Sie einen Meditations- oder Yogakurs besuchen, stehen die Chancen gut, dort eine Klangschale zu sehen und/oder zu hören. Sie werden seit Jahrhunderten zu meditativen und klangtherapeutischen Zwecken eingesetzt. Das mit den Schalen erzeugte Klangspektrum kann bei erkrankten und aus dem Gleichgewicht geratenen Körperteilen und Seelen die normalen Schwingungsfrequenzen wiederherstellen.

Der reine, unverfälschte Ton, den die Klangschale aussendet, weckt unsere Sinne und ermöglicht uns, mehr wahrzunehmen, als nur mit den Ohren zu hören. Wir *fühlen* den Klang ebenso sehr, wie wir ihn hören.

„Wenn wir akzeptieren, dass
Klang Schwingung ist, und wissen, dass
Schwingungen jeden Teil unseres Körpers
berühren, dann verstehen wir, dass wir Klang
nicht nur mit den Ohren hören, sondern mit
jeder Zelle unseres Körpers. Klang heilt auch
deswegen auf physischer Ebene, weil er uns auf
emotionaler und geistiger Ebene so tief berührt
und verwandelt. Klang kann Disbalancen auf
allen physiologischen Ebenen ausgleichen
und bei der Behandlung von so gut wie
jeder medizinischen Erkrankung
eine positive Rolle spielen."

DR. MITCHELL L. GAYNOR
Leiter der Abteilung Onkologie & Integrative Medizin,
Presbyterian Hospital/Weill Cornell Medical Center, New York

GONG-HEILUNG

Die uralte Tradition der Gong-Heilung kann uns in einen Zustand tiefer Meditation und Harmonie führen. Der Geist erreicht eine neutrale Klarheit, wodurch kreative Energien frei werden. Die Schwingungen des Gongs wirken auf das Nervensystem ein, sodass es sich neu justiert und selbst heilt – eine Art „Reset-Knopf" für den ganzen Körper. Der Klang öffnet die Energiekanäle und durchdringt jede Zelle im Körper, spült Blockaden und Anspannung fort und bringt Körper und Geist in einen Zustand vollkommener Entspannung, um zu heilen und sich zu verjüngen.

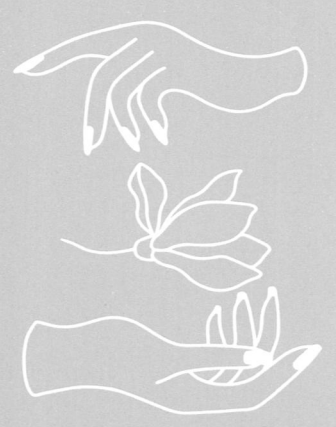

KAPITEL

8

Ihre ERSTE YOGASTUNDE

WISSENS-WERTES

vorab

- Jeder kann ein Yogi sein.

- Sie müssen nicht nach Indien ziehen oder ein teures Yogastudio besuchen, um Yoga zu machen.

- Sie können nicht schlecht in Yoga sein. Niemand ist schlecht in Yoga.

- Üben Sie sich in Geduld. Yoga ist lebenslanges Üben und Probieren.

- Yoga ist nicht für alle gleich, sondern immer individuell.

- Bewahren Sie sich den Anfängergeist, wenn Sie auf Ihre Yogapraxis blicken.

FRÜH GENUG DA SEIN

Am besten sind Sie mindestens zehn Minuten vor Beginn der Yogastunde vor Ort, falls es noch Papierkram zu erledigen gibt oder Sie etwas fragen möchten. Wenn Sie früh genug da sind, können Sie sich außerdem aussuchen, wo Sie Ihre Matte hinlegen, und die Lehrperson ansprechen. Sagen Sie, dass dies Ihre erste Yogastunde ist.

KEINE ANGST vor CHANTING

Manche Yogastunden beginnen oder enden mit
Chanting. Wenn Sie sich dabei unwohl fühlen,
müssen Sie natürlich nicht mitmachen. Sie können
einfach zuhören, atmen, sich entspannen und
sich in Offenheit üben. Und wenn Sie mitsingen:
Machen Sie sich keine Gedanken, ob Sie die richtigen Töne treffen oder die richtigen Worte sagen!

ANSPANNUNG LOSLASSEN

Vielleicht bemerken Sie gar nicht, dass Sie zu
Beginn der ersten Stunde angespannt sind, aber je
mehr Sie loslassen und Ihren Körper von diesem
Stress befreien, desto leichter wird Ihnen jede
Stellung fallen. Die Konzentration auf die Atmung
hilft Ihnen, ruhig zu bleiben, und sorgt dafür, dass
Sie sich bei Ihrer Yogapraxis wohlfühlen. Sobald
Sie entspannt sind, werden Sie merken, dass Sie
die Yogastellungen viel länger halten können.

ANFÄNGER*IN
sein ist SCHÖN

In ungefähr sechs Wochen werden Sie bereits eine genauere Vorstellung davon haben, was Sie da machen. Den „Anfängergeist" in der Yogapraxis bewahren bedeutet, sich von vorgefassten Meinungen, was man gut kann und was nicht, zu trennen. Behalten Sie eine positive Einstellung und lassen Sie Ihre Erwartungen draußen vor der Tür – dann wird es Ihre bestmögliche Yogastunde.

Die STELLUNG DES KINDES geht immer

Wenn Sie eine Pause brauchen, müde sind oder überfordert, können Sie immer in die Stellung des Kindes (Balasana) gehen.

Diese Stellung hilft Ihnen, Ihre Mitte wiederzufinden und zu erspüren, was Ihr Körper braucht.

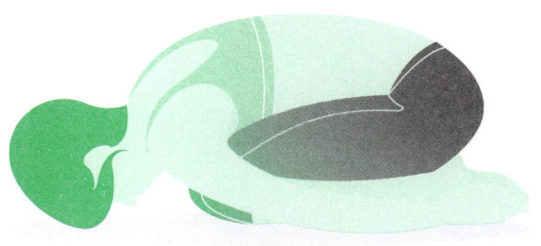

Stellung des Kindes

VERTRAUEN Sie der LEHRPERSON

In den ersten Stunden finden Sie es vielleicht
schwierig, mit den anderen mitzuhalten.
Vertrauen Sie Ihrer Lehrerin bzw. Ihrem Lehrer
und versuchen Sie, die Sequenzen mitzumachen,
so gut es geht. Sie können jederzeit unterbrechen
und wieder einsteigen, sobald Sie bereit sind.
Wenn Sie sich bei irgendetwas unwohl fühlen,
sprechen Sie mit der Lehrperson darüber.

SPRECHEN SIE
Probleme
OFFEN AN

Teilen Sie Ihrer Lehrerin bzw. Ihrem Lehrer mit, wenn Sie Verletzungen oder Beschwerden haben und wie Sie mit dem Yogaunterricht zurechtkommmen, denn nur so kann die Lehrperson Ihnen helfen.

TRAGEN SIE LOCKERE, BEQUEME KLEIDUNG

und legen Sie Brille,
Uhr
und Schmuck ab.

ENTSPANNEN SIE SICH!

YOGA
soll
ANGENEHM
sein!

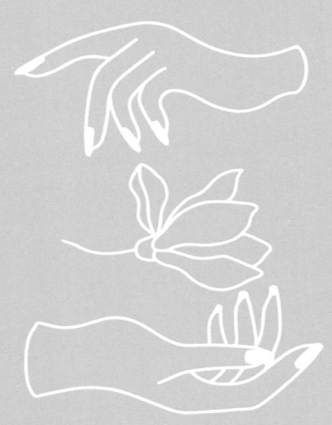

KAPITEL

9

Letzte Tipps für

GUTES
GELINGEN

VERGLEICHEN SIE SICH NICHT mit ANDEREN

Es bringt Sie nicht weiter und führt nur zu negativem Denken. Wir sind alle verschieden, Sie befinden sich auf Ihrer eigenen Reise.

ATEM
ist ALLES

Normalerweise leitet die Lehrperson Sie an und sagt, mit welcher Bewegung Sie ein- oder aus- atmen sollen. Durch die Konzentration auf die Atmung vergessen Sie das Leben außerhalb des Kursraums und können entspannen. Achten Sie darauf, wie flach Sie zu Beginn der Stunde atmen und ob die Atmung am Ende tiefer und ruhiger geworden ist.

Mit
HUMOR
geht alles **BESSER**

Auch wenn sich im Yoga vieles um Ruhe und Konzentration dreht – nehmen Sie es nicht zu ernst! Mit einer Portion Demut und der Fähigkeit zu lachen (auch über sich selbst!) fällt das Leben leichter, Sie fühlen sich freier und haben mehr Spaß.

Finden Sie die

LEHRPERSON,

die

ZU IHNEN

PASST

Wenn Sie die Yogalehrerin oder den -lehrer nicht mögen, wechseln Sie! Sie müssen sich wohl fühlen, die Chemie muss stimmen und der Yogastil für Sie passen.

KEIN YOGA
mit VOLLEM
MAGEN

Ein voller Bauch behindert die Yogapraxis. Während Ihr Magen damit beschäftigt ist, eine schwere Mahlzeit zu verdauen, können Sie kein Yoga machen. Am besten, Sie nehmen mindestens eine Stunde vorher nur einen leichten Snack zu sich. Wenn Sie sehr hungrig sind, darf es bis zu 20 Minuten vor Kursbeginn eine Banane sein.

DAS EGO an der GARDEROBE ABGEBEN

Yoga ist kein Wettkampfsport. Niemanden kümmert es, ob Sie Ihre Zehen berühren können oder nicht! Das ist Ihre persönliche Reise, und auf der geht es ausschließlich um Sie!

HÖREN SIE AUF Ihren KÖRPER

Wenn ein Asana Schmerzen bei Ihnen hervorruft, kommen Sie sofort, aber behutsam und vorsichtig, aus der Stellung.

PASSEN SIE die STELLUNGEN
an Ihren KÖRPER an

… und versuchen Sie nicht um jeden Preis,
die „perfekte" Endposition zu erreichen.

EINFACH
ATMEN

Im Yoga geht es nicht nur um körperliche Ertüchtigung. Yoga hilft Ihnen, Ihr Leben neu zu ordnen, Ihre innere Wirklichkeit anzunehmen und sie mit der äußeren in Einklang zu bringen.

So etwas lässt sich nicht aus Büchern lernen – das ist lebendiges Wissen, das Sie sich durch regelmäßige Praxis und Erfahrung aneignen.

ZEIT

Yoga kann zu jeder Tageszeit praktiziert werden, aber den alten Schriften zufolge sind der Sonnenaufgang und die beiden Stunden davor die beste Zeit: Die Welt liegt still da, die Luft ist rein, unser Magen hat seine Aktivität noch nicht begonnen und der Geist ist noch frei von Gedanken.

Am Abend ist die Zeitspanne zwischen einer Stunde vor und einer Stunde nach Sonnenuntergang optimal.

BEGINNEN mit
dem, WAS
DA IST

Respektieren Sie die innere Weisheit und die
Grenzen Ihres Körpers und tun Sie nichts, das sich
falsch anfühlt.

ÜBEN SIE

in einem GUT

BELÜFTETEN

RAUM

ohne störende Geräusche.

YOGA kann SÜCHTIG machen

Wenn Sie erst einmal gemerkt haben, wie gut Sie sich nach dem Yoga fühlen, werden Sie immer mehr davon wollen. Denken Sie aber daran, dass Sie die Dinge im Gleichgewicht halten müssen.

Leider kann ein ungebremstes Ego dazu verleiten, sich zu überfordern, was das Verletzungsrisiko erhöht. Bleiben Sie daher wachsam bei dem, was Sie tun.

TRINKEN SIE viel WASSER

Achten Sie darauf, nach einer Yogastunde viel
Wasser zu trinken. Das hilft, die Giftstoffe aus dem
Körper zu spülen, die sich durch die Übungen
gelöst haben und durch den Körper wandern.

ZUM ABSCHLUSS

Denken Sie daran: Es ist nie zu spät, mit Yoga zu beginnen.

Es ist vollkommen egal, wie alt oder unsportlich Sie sind! Diese Reise wird besser, je weiter Sie kommen.

Namaste.